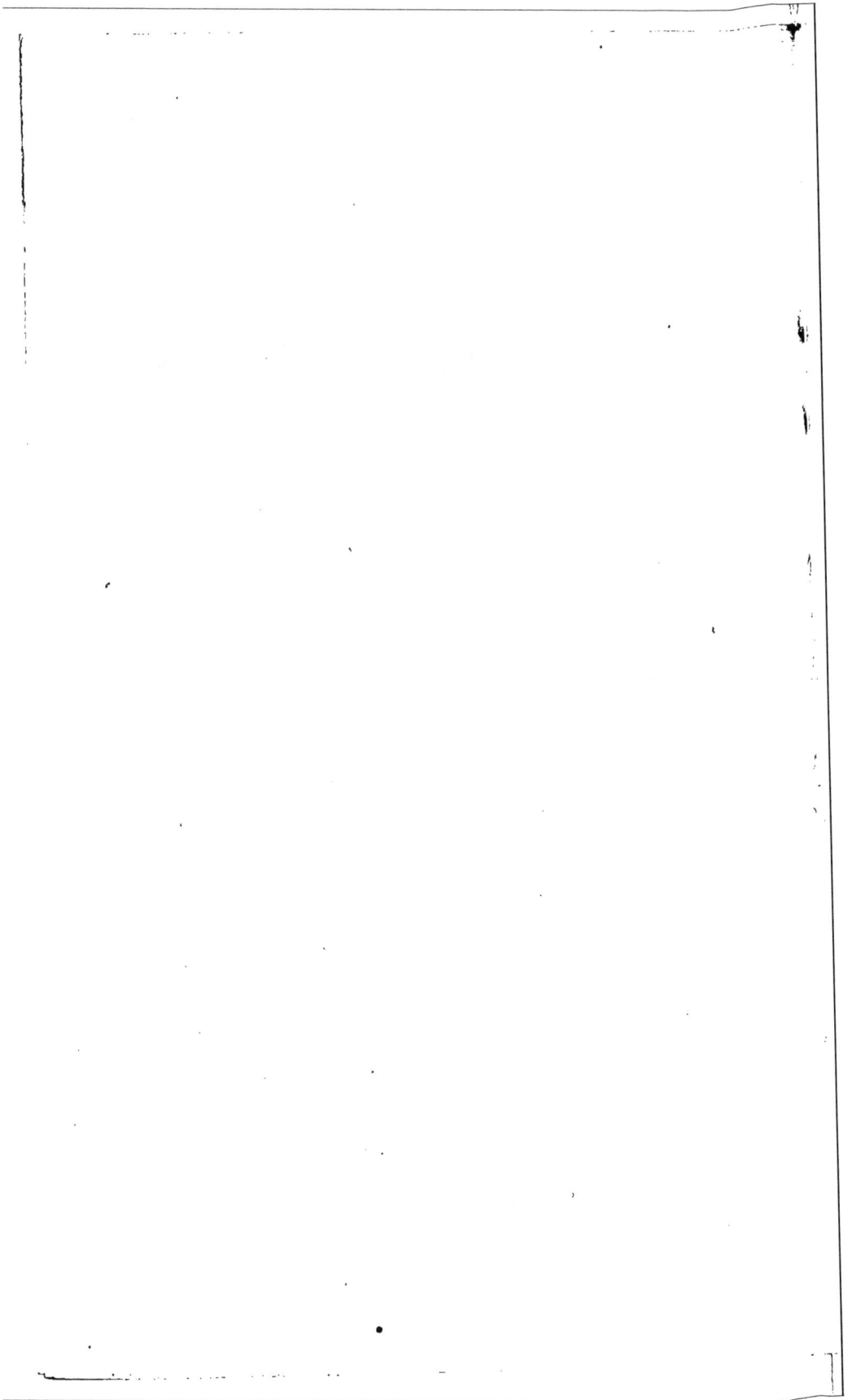

APERÇU

SUR

LES PROGRÈS DE LA MÉDECINE

ET DE LA CHIRURGIE

MESSIEURS,

Appelé à porter aujourd'hui la parole devant une assemblée où, à côté des élèves qui réclament un enseignement, se trouvent des maîtres pour qui la science aime à découvrir ses mystères, et un cercle d'auditeurs éclairés dont la présence témoigne de l'intérêt qu'ils portent à nos études, j'éprouve le besoin d'abriter ma parole sous l'autorité de quelques grands hommes de notre profession, dont la vie, dont les œuvres méritent de fixer votre bienveillante attention et vous fassent oublier mon insuffisance.

Je ne veux point remonter jusqu'à l'origine de la médecine : ce serait remonter à l'origine du monde et au premier malade, qui ne manqua pas d'essayer, par le repos que lui prescrivait sa faiblesse, par la diète que lui inspirait le dégoût des aliments, par la prière enfin que lui inspira sa frayeur, de recouvrer la santé perdue. Je ne vous montrerai pas les malades, les blessés, les infirmes patiemment étendus sur le seuil de leurs maisons, consultant l'expérience des passants qui avaient éprouvé les mêmes souffrances. Cette médecine primitive s'exerça longtemps avant qu'il y eût des médecins, comme on parla bien des siècles avant qu'il y eût des grammairiens.

Les premiers médecins furent les mages, qui exercèrent leur artmultiple là où le monde eut son berceau, en Orient ; d'Asie, la pratique médicale passa en Grèce. Dès le seizième siècle avant Jésus-Christ, on y peut trouver une cure tentée, sinon réussie, s'il est vrai que Mélampe ait traité à l'aide de l'ellébore les filles de Prœtus, roi des Argiens : ce qui prouve qu'il y a 3,500 ans on connaissait déjà la propriété purgative de certaines plantes.

Vous parlerai-je, Messieurs, d'Esculape ? Sa science bienfaisante accomplit des prodiges. La reconnaissance en fit un dieu et lui éleva un grand nombre de temples dans la Grèce et les colonies grecques.

On sait que Podalyre, fils d'Esculape, se trouvait à la guerre de Troie, et qu'en revenant de cette expédition il fut jeté par une tempête sur les côtes de la Carie, où il fut reçu par un berger qui, ayant appris qu'il était médecin, le conduisit au roi Damætus, dont la fille était tombée du haut d'une maison. Cet accident fournit à Podalyre l'occasion de montrer son talent; il saigna des deux bras la princesse et lui conserva la vie.

Damætus, plein d'admiration et de reconnaissance, lui donna sa fille en mariage, avec la Chersonèse pour dot.

C'est là le plus ancien exemple de la saignée dont l'histoire fasse mention.

Mais quittons Esculape et les Asclépiades, ses descendants vénérés ; quittons cette période un peu trop légendaire et les données hypothétiques qu'elle fournit sur une science trop pauvre et trop superstitieuse encore pour présenter grand intérêt aux hommes pratiques.

Enfin parut Hippocrate. Cicéron rend à Socrate cet hommage qu'il fit descendre du ciel la philosophie : ainsi fit Hippocrate pour la médecine. (1) Disciple de la nature, observateur de phénomènes purement physiques, son premier soin fut d'isoler la médecine des vagues spéculations de la philosophie où plus tard son école, oubliant sa prudente réserve, eut la téméraire audace de s'engager, en quête des causes premières et de la nature intime des maladies. — Il avait compris, en homme de sens et en homme pratique, qu'il était inutile d'embarrasser la science de questions qu'on ne pouvait pas résoudre, et de faits impossibles à vérifier.

Hippocrate nous a laissé des travaux admirables ; à l'époque où il vivait, on connaissait déjà les purgatifs et la saignée, comme nous venons de le voir, et même les émétiques, les narcotiques et les principales modifications du régime. Les principaux titres de gloire de cet homme de génie sont d'avoir séparé la médecine de la philosophie et d'avoir établi la doctrine des indications.

Le médecin de Cos a employé avec beaucoup d'à-propos les moyens thérapeutiques les plus énergiques.

Il recommandait surtout, pour faire avancer la science, l'observation des malades et la considération de tout ce qui peut modifier les maladies, et par ce conseil il condamnait tout système.

(1) Hippocrate naquit à Cos l'an 460 avant Jesus-Christ.

Hippocrate n'a pas séparé la médecine de la philosophie, parce que ces deux sciences étaient déjà tellement étendues qu'un seul homme ne pouvait plus les embrasser, comme le dit Celse, mais bien parce que l'art d'étudier et de guérir les maladies allait disparaître au milieu des prétentions de certains philosophes de cette époque, qui expliquaient l'origine et la nature de l'univers, et pour qui c'était peu de chose d'expliquer le problème de l'existence humaine dans l'état de santé et dans celui de maladie.

Merveilleux génie, Messieurs, que celui du grand maître qui, privé des secours de l'anatomie normale et plus encore de l'anatomie pathologique, a pu laisser des leçons utiles à consulter après plus de vingt-deux siècles et conserve une incontestable autorité!

Mais si nul avant Hippocrate n'a mieux parlé de la médecine, et s'il a traité la science avec une telle supériorité que les modernes ont trouvé plutôt à le compléter qu'à le reprendre, ne peut-on pas dire aussi que, depuis lui, personne ne s'est montré plus pénétré des devoirs de la profession, plus jaloux de la dignité médicale, plus ennemi du charlatanisme et de la présomptueuse ignorance, plus soucieux de la guérison ou du soulagement des malades, plus dévoué, plus désintéressé, plus modeste enfin et plus pieux envers la divinité.

Prononcer le nom d'Hippocrate devant vous, Messieurs, c'est vous rappeler la remarquable étude que vous a lue, dans une circonstance semblable à celle qui nous rassemble, notre savant et cher directeur. Je n'insiste pas sur un sujet qu'il a traité avec sa supériorité habituelle dans des pages que vous n'avez point oubliées.

Hippocrate avait eu le privilége de faire avancer la science à un tel point que ceux à qui il avait facilité la route ne purent le dépasser. Il resta donc pendant bien des siècles la seule autorité invoquée par les hommes de l'art.

Je ne suivrai pas, dans le monde ancien, l'histoire de ses doctrines; je ne vous montrerai pas les médecins grecs passant à Rome, et y compromettant par leur empirisme, leur ignorance et leur avidité, l'honneur de la profession médicale. J'ai hâte d'arriver à l'époque où Galien, disputant à Hippocrate la confiance des praticiens, sembla devoir provoquer, par le doute qu'il jeta dans les esprits, ces discussions fécondes si utiles aux progrès de la science.

Le chef de la nouvelle école, Galien, (1) *medicorum post Hippocratem princeps*, a dit Ackermann, contrairement à l'exemple d'Hippocrate, ne sépare jamais la médecine de la philosophie: mais heureusement, comme l'a fort justement fait remarquer M. Daremberg, il rattache plus encore la philosophie à la médecine que la médecine à la philosophie; dans la conception générale de ses ouvrages, la philosophie est un instrument, une réminiscence puissante des études de sa jeunesse; mais la médecine fut toujours son but principal. Compilateur éclectique en philosophie, mais surtout disciple d'Aristote, grand admirateur du fait accompli et partisan déclaré de la théorie des causes finales, non seulement il aime à démontrer que tout est bien dans l'organisation du corps humain et que les organes sont merveilleusement adaptés à leurs fonctions, mais encore, malgré sa piété, il limite la puissance de la Providence, en affirmant que les organes ne pouvaient être autrement qu'ils ne sont: théorie bien risquée chez un savant qui ne jugeait de l'anatomie de l'homme que par celle des animaux, et qui, raison-

(1) Gallien naquit à Pergame l'an 131 de l'ère chrétienne.

nant du particulier au général , dut nécessairement arriver
plus d'une fois à des conclusions fausses.

Cependant, son désir de prouver *à posteriori*, par l'observation, un système qu'il avait établi *à priori*, amena Galien
à étudier de plus près qu'on ne l'avait fait jusqu'à lui, la
structure du corps humain. La seule théorie complète qui
nous soit arrivée de l'antiquité sur la marche du sang, est
celle de Galien, dit encore M. Daremberg, qu'il faut toujours
citer quand on parle du médecin de Pergame. A l'aide de ce
qu'il a vu et de ce qu'il invente, il crée de toutes pièces un
système où tout se tient, tout s'enchaîne si étroitement,
qu'avant la découverte d'Harvey, on ne savait par quel
point y saisir l'erreur, par quelle fissure y faire pénétrer la
vérité. Pour lui, les veines et les artères ne forment pas un
cercle continu : ce sont deux grandes voies distinctes au
point de départ, l'une partant du cœur, l'autre partant du
foie, et ne se rejoignant qu'à l'extrémité de leurs innombra-
bles ramifications : l'une, la voie artérielle, occupée par
beaucoup d'air et un peu de sang, et jouant un rôle secon-
daire; l'autre, la voie veineuse, contenant beaucoup de sang
et un peu d'air, et servant à la nutrition. Que le sang sortît
abondamment d'une artère coupée, ce phénomène ne l'in-
quiète pas: qui ne sait que la nature avait alors cette horreur
du vide qu'elle n'a plus maintenant? L'air sortait, le sang
des veines venait prendre sa place dans les artères et sortait
à la suite. On le voit, il avait une réponse à toutes les objec-
tions. On n'essaya pas même de lutter contre un maître si
bien armé, et si la durée, si la vaste expansion d'une
croyance en prouvaient la justesse, Galien, qui régna incon-
testé dans les écoles pendant bien des siècles, et longtemps
même après les immortelles démonstrations d'Harvey, pour-

rait être considéré comme un des propagateurs les plus utiles de la vérité. Mais déplorons, au contraire, au nom de la science, cette confiance absolue dans l'autorité qui interdit l'examen, qui arrête la discussion et qui entretient l'erreur.

Les fautes de Galien n'empêchent pas qu'il n'ait rendu à l'art les plus grands services; son traité d'hygiène, ses conseils pour la santé des enfants, ses découvertes en physiologie, ses observations sur un grand nombre de maladies et sur la thérapeutique qui leur convient, les règles qu'il donne pour déterminer le diagnostic d'une foule de cas, l'étendue et la variété de ses connaissances, la cohésion de toutes les parties de son vaste système, font le plus grand honneur à son génie et expliquent, s'ils ne la justifient entièrement, la confiance qu'il inspira et la faveur dont il jouit.

Cette faveur fut soutenue encore par l'influence des médecins arabes qui, préférant Galien à Hippocrate, prirent surtout pour guide le savant maitre de Pergame : la science médicale au moyen-âge, c'est la doctrine de Galien réfléchie, et quelquefois éclairée, par les Arabes. Si l'école de Cordoue, la plus illustre de celles que fondèrent les Arabes, apporta à la médecine quelques précieuses données de l'expérience; si, tout en commentant les anciens, elle fut elle-même parfois originale dans la description et la thérapeutique de quelques maladies (1) et grossit d'un certain

(1) Les Arabes décrivirent les premiers les maladies suivantes : les aphtes des enfants, la croûte laiteuse, la dysphagie, l'essera (variété de l'urticaire), l'hydropisie du péricarde, l'inflammation du médiastin, l'induration cartilagineuse du péricarde, la lèpre et les maladies cutanées en général, la rougeole, la variole, le spina ventosa, etc.

nombre de recettes et de quelques médicaments utiles le
trésor de l'antiquité (2), le progrès en chirurgie opératoire
lui fut presque absolument fermé par la défense qui lui était
faite, au nom du Coran, de disséquer le corps humain ou
les animaux. Mais là où, en chirurgie, ils ne purent pas
porter le fer, ils employèrent le feu, et, pour les plaies exté-
rieures, ils en firent un usage fréquent et généralement bien
entendu.

Trois noms surtont, ceux de Rhasès, d'Avicennes et
d'Albucasis, ont survécu à la ruine de la puissance arabe
en Europe ; les modernes peuvent encore les consulter avec
fruit.

Pendant que l'école de Cordoue se fondait en Espagne,
une école célèbre florissait déjà en Italie, cette fameuse
école de Salerne qui a produit tant d'ouvrages et a si
longtemps exercé une grande influence sur l'art médical.

Dès l'an 846, on trouve des noms de médecins salerni-
tains cités dans les archives de Naples : laïques d'abord,
les maîtres de l'école de Salerne se recrutèrent ensuite
parmi les moines et les prêtres séculiers ; au commen-

(2) Nous devons aux Arabes plusieurs purgatifs végétaux : la casse,
les tamarins, les myrobolans, la manne, le séné qui sont des purgatifs
doux.

Ils rendirent très-commun l'usage du sucre, avec lequel ils firent des
sirops, des juleps, des électuaires ou confections, etc. Ils mirent les premiers en usage plusieurs espèces d'aromates, comme la noix muscade, le
macis, les clous de girofle. Ils employèrent également les premiers le musc,
le nitre et le mercure.

Les Arabes cultivèrent aussi la chimie avec beaucoup de soin. On leur
doit probablement l'invention de l'eau-de-vie. Ils connaissaient le sublimé et
paraissent avoir su faire les eaux distillées.

cement du onzième siècle leur institut s'était acquis une vaste célébrité.

L'avénement de la médecine arabe à Salerne, vers le milieu du douzième siècle, ajouta à l'influence de Galien, puisque c'étaient des traductions ou des imitations du grec qui formaient le fond de leurs livres traduits eux-mêmes en latin par Constantin. Quelques hommes, Platearius, Petrocellus, Cophon, Archimathæus, Constantin, Arnaud de Villeneuve, quelques femmes, Trotula ou Trota, dont quelques modernes ont fait un homme, Constanza Calenda, Abella, Mercuriade, laissèrent un grand nombre d'écrits : mais le plus connu est, sans contredit, le fameux *Régime de santé* dont on ne connaît pas moins de deux cent cinquante éditions, et qui a été traduit dans toutes les langues, y compris le bas-breton et le bohémien.

Si célèbre qu'elle ait été dans les temps anciens, si justement célèbre qu'elle soit restée à notre époque, l'école de de Bologne n'obtint jamais la même vogue , n'exerça jamais la même influence que celle de Salerne. Fidèles à la doctrine de Galien, les deux écoles différaient sur l'interprétation des textes de leur maître commun.

Entre leurs opinions extrêmes, une place restait à prendre; Guillaume de Salicet s'en empara vers la fin du treizième siècle ; il exerça et professa son art dans plusieurs villes, croyant aux anciens mais surtout à sa propre expérience, et osant rompre avec la tradition pour faire faire un progrès à la science. Ses ouvrages ne sont pas seulement curieux à un point de vue historique ; ils contiennent nombre d'observations intéressantes.

C'est un élève de Guillaume de Salicet, Lanfranc, qui fut le père de la chirurgie, et le vrai fondateur de l'enseignement chirurgical en France. Né à Milan, c'est à Paris que Lanfranc professa, à Paris qu'il acheva en 1276 ses traités chirurgicaux ou plutôt médico-chirurgicaux, car il n'entrait pas dans ses principes de séparer la médecine de la chirurgie : « Oh! Dieu, s'écrie-t-il, pourquoi y a-t-il de nos jours une si grande différence entre le médecin et le chirurgien ?... Il faut savoir pourtant qu'on ne saurait être bon médecin si l'on n'a aucune idée des opérations chirurgicales, et qu'un chirurgien n'est rien s'il ignore la médecine. »

Pitard et Henri de Mondeville, Guy de Chauliac, à Montpellier, continuèrent, après Lanfranc, à entretenir en France le foyer sacré de la chirurgie; mais c'est Ambroise Paré qui fit faire à cette science les plus grands progrès.

Paré naquit à Laval, au Maine, non en 1510, comme on l'a souvent écrit, mais en 1517. A cause du peu d'aisance de sa famille, il n'étudia pas dans sa jeunesse les langues savantes. Mais son désir d'apprendre et l'impulsion de son génie le firent avancer rapidement dans la connaissance de l'art pour lequel il était né, la chirurgie. En 1536, il avait déjà passé trois ou quatre années à l'Hôtel-Dieu de Paris, et il avait pratiqué de grandes opérations sous les yeux de ses maîtres.

Au milieu du tumulte des camps et des occupations d'une pratique très-étendue, Paré trouva le moyen de refaire son éducation première et de composer un grand nombre d'ouvrages.

Autrefois, les chirurgiens cautérisaient avec de l'huile bouillante toutes les plaies ; mais Paré observa que les blessés qui n'avaient pas été cautérisés, étaient moins souffrants et guérissaient plus vite que ceux qui avaient subi

la cautérisation. Il publia alors sa doctrine sur les plaies
d'arquebuse.

Un souvenir tout amiénois se rattache à la publication
de ce livre. Alors professait la médecine à Paris, avec un
succès sans égal, ce fameux Jacques Dubois, d'Amiens,
dont le nom revit aujourd'hui si honoré parmi nous. Mais,
selon l'usage d'une époque amoureuse des formes latines,
Dubois était devenu *Sylvius*, et c'est de ce *Sylvius* que
notre ville, justement fière, a donné le nom à une de ses
rues *Sylvius* donc, homme sans préjugés d'aucune sorte,
et passionné pour la science, averti des succès de Paré,
l'attira chez lui ; charmé de son rare savoir et de la nou-
veauté de sa doctrine sur les plaies d'arquebuse, il le pria
« de grande affection » de la communiquer au public. On
se souvient peu des ouvrages de Sylvius : mais qui ne lui
saurait gré des encouragements qu'il ne dédaigna pas de don-
ner au jeune chirurgien ?

Un peu plus tard, Ambroise Paré fit faire un nouveau
progrès à la chirurgie ; — jusqu'alors, après les amputations,
on avait arrêté l'hémorrhagie à l'aide de la cautérisation ;
Paré le premier remplaça le cautère actuel par la ligature,
et il épargna ainsi d'atroces douleurs aux malheureux am-
putés.

Sa réputation, sa faveur auprès des rois, de Charles IX,
entr'autres, sa fortune même ne manquèrent pas de lui
faire des envieux. On s'en prit à sa doctrine, on l'accusa
de plagiat là où il avait suivi les anciens, tout en les
perfectionnant, et d'ignorance là où il avait innové. —
D'ailleurs, n'était-il pas pendable cet homme qui osait écrire
de la chirurgie en français et mettre la science, sans voiles,
à la portée de tous ! A cette dernière attaque, Paré avait une

noble réponse : « S'ils disent vray, ils confessent l'honneur qui
m'est deu. » Mais, à d'autres reproches, Paré avait d'autres
réponses : il confirmait par de nouvelles preuves ce qu'il
avait avancé, et ceux-là même qui voulaient lui nuire,
n'arrivaient qu'à obtenir de lui de nouveaux services. Modeste autant que savant, pieux autant qu'éclairé, comment
ne parvint-il pas à désarmer l'envie ? Ronsard lui écrivait
dans un sonnet qui figure en tête de ses œuvres : « C'est
imiter Dieu que guérir. » Mais Paré se réservait une plus
humble part : « Je le pansay, disait-il, Dieu le guarit ! »

Ambroise Paré s'éteignit doucement à Paris, le 20 dé-
cembre 1520, « aimé des bons, dit Pierre de l'Etoile, mal
voulu et haï des méchants. » Par quel plus bel éloge de
l'homme pourrais-je couronner l'éloge du savant ?

Au moment où la France perdait Ambroise Paré, un
enfant, alors âgé de douze ans, grandissait dans un petit port
de l'Angleterre, presque en vue de nos côtes, à Folkstone ;
un mot, lancé par lui au milieu des controverses médicales,
allait bientôt amener une révolution dans la science : cet
enfant, c'était Guillaume Harvey ; ce mot, c'était : circulation du sang ; le jour où il fut prononcé, une nouvelle ère
commença pour la médecine.

« Rien n'est plus clair, a dit M. Biot, l'auteur de l'*Histoire de la circulation du sang*, rien n'est plus clair que ce
qu'on a trouvé hier, rien n'est plus difficile à voir que ce
qu'on trouvera demain. » Aujourd'hui que la découverte
d'Harvey appartient à la science la plus élémentaire, nous
avons peine à nous rendre compte de l'opposition qu'il ren-
contra et plus encore, peut-être, des efforts qu'il eut à faire
pour détruire une erreur si longtemps considérée comme un

axiome et mettre à sa place une vérité qui avait échappé aux savants durant tant de siècles.

Cependant depuis longtemps déjà on était sur la voie. En 1550, Vésale, contemporain d'Ambroise Paré, avait osé avancer que les deux ventricules du cœur ne communiquent pas entre eux ; Michel Servet avait reconnu que le sang ne passe d'un ventricule à l'autre qu'après avoir traversé le poumon où s'accomplit, et non dans le foie, la sanguification ; Fabrice d'Aquapendente, maître d'Harvey, avait signalé l'existence des valvules, mais sans y voir, ce qu'il ne soupçonnait pas, une démonstration anatomique de la circulation du sang. Harvey, s'il n'avait pas posé toutes ces prémisses, en tira la conclusion ; il fit mieux, il la prouva par des expériences décisives.

L'ouvrage où Harvey nous fait connaître sa découverte, une des plus belles dont puisse s'honorer l'esprit humain, est écrit avec une clarté et une méthode qui servirent puissamment à la faire comprendre et apprécier ; il n'en fut pas moins vivement attaqué, et l'on sait de quel mépris cruel l'ancienne médecine poursuivit les *circulateurs !* Au chagrin de voir sa découverte attaquée, puis contestée, se joignit pour le savant anatomiste anglais une autre douleur : dévoué à Charles Ier, qui l'avait toujours appuyé et soutenu, il vit son royal protecteur frappé par le bourreau. Coupable, puisqu'il était fidèle, il fut victime des fureurs politiques de ce temps d'effervescence, et mourut dans la retraite et la pauvreté en 1658.

Un Français, Pecquet, eut l'honneur de compléter la grande découverte d'Harvey. En 1563, Eustachi de San Severino avait trouvé le canal thoracique, et Aselli de Crémone, en 1622, les vaisseaux chylifères, les *veines lactées*, comme il les appelait. Mais c'étaient là deux faits isolés. En découvrant, en 1649, le réservoir qui porte son nom, Pecquet relia ces deux faits et put démontrer le cours du chyle et de la lymphe, ces matériaux nécessaires de la nutrition, à travers des canaux et des réservoirs dont il signale le point de départ et le lieu d'arrivée (1).

Les découvertes d'Harvey et de Pecquet portèrent à l'ancienne médecine un coup dont elle ne devait pas se relever; mais elle ne succomba pas sans luttes. Un homme surtout s'est élevé contre les novateurs avec une virulence égale à sa conviction ; c'était Riolan. « Ce grand exemple, dit M. le docteur Raynaud, a de quoi faire réfléchir. Riolan était loin d'être un homme ordinaire; nul n'a jamais eu plus que lui et n'a gardé plus constamment le feu sacré de la science : et je ne parle pas seulement de l'érudition, quoique la sienne fût immense, mais de cet amour passionné de la vérité qui cherche à se satisfaire moins dans les livres que dans l'étude attentive et continuelle de la nature...., mais telle est la puissance de l'éducation ; nourri des doctrines de la Faculté de Paris, il s'était comme identifié avec Galien, et, s'il admettait volontiers qu'on pût y ajouter quelque chose, il lui paraissait insensé qu'on songeât à le contredire sur les points essentiels. »

Quelle leçon, Messieurs, que cette résistance opposée à la grande voix de la vérité! quelle défiance elle doit nous inspirer contre les préjugés d'école! avec quelle attention elle nous prescrit d'examiner longuement et prudemment les doctrines nouvelles qui essaient de se faire jour ! quelle

(1) Au moment où ces belles découvertes étonnèrent les savants, la science médicale s'enrichit de deux médicaments bien précieux: le quinquina et l'ipécacuanha.

ardeur elle doit nous inspirer pour chercher par de cons-
tantes études à élargir, à féconder le champ heureusement
sans bornes, de la science?

Après Harvey, après Pecquet, la Faculté fut presque
uniquement occupée de ces grandes nouveautés. Mais le
système antique de Galien se maintenait, cependant, dans
son ensemble avec une si énergique cohésion qu'il ne fallût
rien moins que le souffle d'indépendance qui passa sur le
dix-huitième siècle pour le renverser tout à fait. Vienne
Bichat qui transforme l'anatomie et la physiologie générales,
et rien ne reste plus de cette doctrine des éléments sur la-
quelle reposent la physiologie et la médecine des anciens.
Viennent Arenbrugger, Laennec et Corvisart qui attachent
leur nom à la découverte de l'auscultation et de la percussion,
et le médecin peut reconnaître du doigt ou de l'oreille, sur
le sujet vivant, les indices que la dissection seule lui avait
jusque-là permis d'observer sur le sujet mort.

J'ai prononcé le nom de Laennec ; arrêtons-nous, Messieurs, sur cet homme, l'une des gloires de notre siècle.

Laennec naquit à Quimper, en Bretagne, en 1781; il fut
élevé par un oncle médecin, qui aimait sa profession avec
un véritable enthousiasme, la pratiquait avec distinction,
et inspira à son neveu le goût de l'étude de la médecine.

Laennec fit ses premières études médicales à Nantes ; il
cultiva avec ardeur l'anatomie pathologique, qui devait le
jour à Bonet et à Morgagni, et fit faire quelques progrès à
cette science. Ainsi, il démontra le premier la nature des
hydatides ; le premier, aussi, il distingua les différentes va-
riétés de cancer. Il proposa de prendre, pour base de classi-
fication des maladies, les lésions des organes.

A cette époque, Dupuytren étudiait aussi avec zèle l'ana-

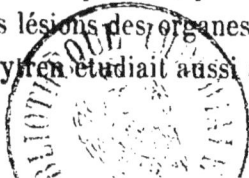

tomie pathologique ; mais bientôt ces deux hommes suivirent des voies différentes : Laennec s'adonna à la médecine et Dupuytren à la chirurgie.

C'est à Laennec que l'on doit la découverte de l'auscultation. Grâce à ce moyen d'exploration, cet homme de génie a découvert des signes nouveaux de la plupart des maladies de poitrine. La péripneumonie est maintenant reconnue dès le début, à l'aide de l'auscultation; il est ainsi possible de lui opposer immédiatement un traitement efficace, et de sauver la vie d'un certain nombre de malades.

La dilatation des bronches, la gangrène des poumons, l'œdème et l'emphysème de cet organe n'étaient pas connus avant Laennec. C'est lui qui a décrit les caractères anatomiques de ces maladies et qui a trouvé les signes propres à les faire reconnaître pendant la vie ; il a également fait connaître des signes nouveaux pour les maladies du cœur.

Aujourd'hui tous les médecins ont recours à l'auscultation et à la percussion, et depuis la découverte de ces deux modes d'exploration, le diagnostic des maladies de poitrine et celui des maladies du cœur est très-facile ; ce progrès nous permet de porter un pronostic exact pour ces affections et d'instituer un traitement convenable.

La découverte de l'auscultation fut accueillie par le corps médical avec empressement et reconnaissance, — ce qui prouve que les esprits avaient bien changé depuis Harvey; — nombre d'élèves et de médecins distingués vinrent de l'Angleterre, de l'Allemagne et de l'Italie entendre les leçons cliniques du savant médecin de la Charité.

Mais tant de découvertes précieuses pour l'humanité devaient être funestes à leur auteur ; épuisé par ses travaux, il ne sut pas lutter contre un mal qu'il connaissait si bien, et mourut emporté par la phthisie pulmonaire à peine âgé de quarante cinq ans !

La ville de Nantes vient d'élever une statue à ce praticien illustre dont le nom est immortel, et qui doit occuper une des premières places parmi les princes de la science et les bienfaiteurs de l'humanité.

Dans le cours de ces rapides aperçus qui nous ont conduits des temps anciens aux temps modernes, d'Hippocrate et de Galien à Ambroise Paré et à Harvey, à Bichat, à Laennec, nous n'avons pas quitté la vieille Europe, et nous avons eu souvent à citer avec orgueil la gloire de l'Ecole de Paris. Permettez-moi maintenant, Messieurs, de faire avec vous une rapide excursion dans le nouveau monde, en Amérique ; c'est là que nous trouverons une découverte qui est un des plus grands services rendus à l'homme par la science, — la découverte des anesthésiques.

Puisque des accidents de toute sorte menacent l'homme, et que des opérations douloureuses sont fréquemment nécessaires pour sauver le tout aux dépens d'une partie, quelle merveilleuse ressource offerte à l'homme de l'art et surtout au pauvre patient qu'il soigne, que celle de ces agents qui suppriment si heureusement la douleur !

Longtemps la médecine et la chirurgie furent à la recherche de substances propres à déterminer l'insensibilité ; l'opium, la mandragore, les alcooliques, le haschich, furent tour à tour essayés puis abandonnés : on s'aperçut que le remède était insuffisant quand il n'était pas pire que le mal lui-même. C'est alors que le dentiste Wels recourut au protoxide d'azote qui produisit quelques bons effets, mais sans que le succès fût toujours assuré. Il eut l'honneur de mettre sur la voie le docteur américain Jackson, chimiste distingué,

Celui-ci fit sur lui-même, en 1842, des expériences qui lui apprirent que les vapeurs d'éther, mélangées d'une certaine quantité d'air, peuvent être respirées sans inconvénient et déterminer « une sorte d'ivresse, accompagnée d'insensibilité, qui dure quelques minutes seulement. »

Le problème était résolu : aidé de l'expérience de Jackson, le dentiste Morton put arracher un grand nombre de dents sans causer de douleur ; le chirurgien Warren pratiqua à l'hôpital de Boston une grande opération, l'ablation d'une tumeur volumineuse du cou, avec un plein succès ; le docteur Bigelow ne fut pas moins heureux dans l'amputation d'une cuisse. Dès lors, c'est-à-dire dès 1846, l'éthérisation entra dans le domaine public : Morton arriva à la fortune ; Jackson reçut le prix Monthyon des mains de l'Institut de France. Quant à Wels, après avoir vainement essayé de faire valoir ses droits à la découverte des anesthésiques, réduit à la misère et désespéré, il se plaça dans un bain, s'ouvrit les veines et mourut en respirant de l'éther. Méconnu des contemporains, Horace Wels ne sera pas oublié de la postérité qui conservera au jeune inventeur un souvenir de reconnaissance.

Engagés dans la recherche des anesthésiques, les médecins anglais et américains expérimentèrent et préconisèrent tour à tour, après l'éther, un certain nombre d'autres substances : le chloroforme fut seul accepté comme succédané de l'éther et n'a pas donné de moins bons résultats. De tous les progrès réalisés depuis une longue période, il en est peu qui soient appelés à rendre d'aussi grands services que les anesthésiques.

Mais à côté de cette découverte précieuse combien d'autres sont dues à l'infatigable persévérance, aux incessantes recherches de nos savants ! combien d'applications nouvelles ont reçues des agents anciens ou des substances déjà connues ! quels moyens précieux d'investigations fécondes nous ont fournis le microscope, l'ophthalmoscope, le laryngoscope ! quelle précision dans le diagnostic ! quelle sûreté dans la thérapeutique de certaines maladies ! — Et la conséquence, Messieurs, vous la connaissez tous : c'est un accroissement considérable dans la moyenne de la vie de l'homme.

Une pensée pénible cependant, Messieurs, se glisse dans mon esprit en songeant à ces progrès immenses accomplis dans ces derniers temps. S'il a fallu tant de siècles pour que la science parvînt au point où elle est arrivée, combien d'hommes ont péri par l'insuffisance des ressources offertes au médecin ! Et dans un même nombre de siècles, quand, à notre tour, nous serons devenus les anciens, que la science aura levé les derniers plis du voile qui nous cache encore en si grand nombre les mystères de la nature, combien de générations d'hommes se seront succédé qui n'auront pu profiter de ces progrès de l'avenir ! Un devoir découle de là pour nous, Messieurs ; apprenons à connaître le plus possible toutes les données que nous fournit la science actuelle. Hâtons de tous nos efforts les progrès nouveaux ; nous avons eu les exemples de nos maîtres. Rendons-nous capables d'enrichir le domaine qu'ils nous ont laissé, et tâchons, Messieurs, tâchons de toute notre volonté, de toutes nos forces, de mériter, par des services toujours plus nombreux, la reconnaissance de la postérité !

Messieurs les élèves, les sérieuses études que vous faites doivent surtout, en vous découvrant les vastes horizons de la science, vous montrer tout le chemin que vous avez à parcourir. Vous n'atteindrez pas le but : il est à une distance infinie ; mais vous en approcherez sans cesse, et ce sera là votre mérite comme ce sera une de vos joies. La vie du médecin est une vie de labeur ; elle a ses satisfactions qui dédommagent des fatigues supportées ; mais n'eût-elle que des peines, c'est surtout pour nous que le travail est un devoir de rigoureuse honnêteté, puisque c'est par lui que nous pouvons conserver le précieux dépôt que nous livre la confiance de nos semblables, leur santé et leur vie.

Vous avez sous les yeux, Messieurs, parmi vos maitres, des exemples vénérés : suivez-les. L'école d'Amiens compte dans le présent des noms justement estimés, et l'héritage laissé par les Barbier, les Josse, les Rigollot, est passé dans des mains dignes de le recueillir. Le plus récent, Messieurs, celui de M. le docteur Févez, qui a été si cruellement enlevé à ses élèves, à ses collègues, à ses amis, ne sera pas moins précieux pour nous ; mais ce n'est pas devant vous, Messieurs, qui l'avez tous connu, estimé, aimé, que j'ai à faire son éloge. Sur sa tombe à peine fermée, je n'ai le courage que de déposer l'expression de nos vifs et douloureux regrets.

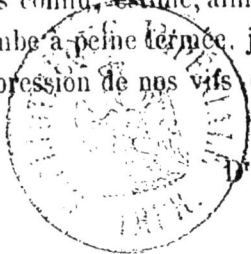

Dr COULON.

Amiens. — Typ. d'Alfred Caron fils. rue de Beauvais. 42.